AF370297

# RAPPORT
## DU CONSEIL DE SANTÉ,

*Sur la fouille des terres des ci-devant Églises.*

*Imprimé par ordre du Comité de Salut public de la Convention nationale.*



LE Directoire du District de Guéret, Département de la Creuze, ayant transmis au Comité de Salut public l'Arrêté qu'il a cru devoir prendre pour interrompre les fouilles faites dans la ci-devant église paroissiale de cette Commune, pour en extraire les terres salpêtrées qu'il regarde comme capables d'infecter l'air par leurs émanations cadavéreuses, le Comité a renvoyé cet Arrêté au Conseil de Santé, en le chargeant de lui présenter, à cet égard, des mesures générales de salubrité.

A

On ne sauroit assez applaudir à la sagesse des Administrateurs du District de Guéret, qui, pour préserver leurs concitoyens des funestes effets que pourroit entraîner une opération de cette nature, si elle étoit entreprise sans précautions, ont voulu connoître tout ce qui étoit capable de guider leur marche dans une pareille circonstance.

Il seroit difficile de se dissimuler et les dangers inséparables du remuement des terres imprégnées de méphitisme à un certain degré, et les besoins de réunir tous les secours de la chimie éclairée de l'expérience et de l'observation, pour neutraliser, enchaîner ou anéantir les émanations que répand ce principe *délétère*.

Le succès des moyens mis en usage lors des exhumations faites, il y a quelques années, à Dunkerque, ensuite à Paris dans le cimetière des Innocens, ne laisse aucun doute sur leur efficacité, lorsqu'ils sont employés avec méthode, et présente en même-tems un exemple frappant de ce que la société peut attendre des sciences, quand elles sont dirigées vers des objets d'utilité publique.

Avant d'indiquer celles des mesures de salubrité qui ont un rapport plus direct avec l'objet sur lequel le Conseil de Santé est chargé d'éclairer les citoyens, il ne sera pas inutile de poser d'abord cette question : » Les temples si multipliés dans les pays où » la religion catholique étoit la dominante , » offrent-ils tous un sol où la nature trouve » les différens matériaux et les conditions » dont elle a besoin pour fabriquer le sal- » pêtre ? »

La plupart de ces édifices isolés, spacieux, élevés , toujours fermés ou du moins rarement ouverts , étoient constamment entretenus dans un certain degré de propreté ; on n'y rencontroit point , comme dans la demeure habituelle des hommes et des animaux, une foule de matières qui changent, à chaque instant, de nature et d'aspect. Ordinairement pavée de grandes dalles de pierre bien jointes entr'elles, la superficie du terrein ne sauroit être pénétrée par les fluides aériformes de l'atmosphère, qui, en se réunissant à ceux que leur présentent les substances végétales et animales en décomposition, deviennent les vrais générateurs du salpêtre.

A l'égard des ci-devant églises où l'usage évidemment pernicieux d'y enterrer s'est maintenu jusques dans ces derniers tems, leur sol, sur différens points de l'édifice, est tellement mêlangé de débris de matières animales et végétales, qu'il en est comme saturé; peut-être auroit-il besoin d'être exposé un certain tems au contact de l'air libre, pour achever de se décomposer, pour perdre ce toucher gras et visqueux qui le caractérise, et acquérir l'état d'appropriation nécessaire pour se salpêtrer; en un mot, un pareil terrein ne doit-il pas être considéré plutôt comme la base des nitrières artificielles, que comme une véritable mine de salpêtre?

Quoi qu'il en soit de cette opinion qu'il est facile à la Commission des Poudres et Salpêtres de confirmer ou de détruire, en se faisant rendre compte des succès plus ou moins marqués que ses Agens ont obtenus des fouilles pratiquées jusqu'ici dans les mêmes circonstances, il n'en est pas moins certain qu'on peut, sans courir aucun danger, fouiller le sol des églises où l'on ne faisoit que peu ou point d'inhumations, en supposant toutefois qu'elles soient salpêtrées de manière à en rendre l'exploitation avantageuse à la République.

Mais il en est tout autrement de celles qui ont servi, pendant des siècles, de cimetière commun. Le volume d'air qui s'y introduit ne pouvant contrebalancer l'effet des exhalaisons qui s'élèvent du fond des tombeaux, et dont un sol humide devient le conducteur, le moindre mouvement peut donner issue à des moffètes capables d'asphyxier ceux qui seroient exposés à leur terrible action, si l'on ne procédoit avec circonspection.

C'est donc spécialement à ces derniers édifices que le Conseil de Santé croit indispensable d'appliquer, pendant le cours des fouilles, les moyens qui vont être indiqués, pour mettre les ouvriers à l'abri des exhalaisons putrides , et rassurer contre tout danger les habitans des différentes Communes qui auroient eu l'intention d'extraire des terres formant le sol des ci-devant églises, la totalité de salpêtre qu'elles peuvent contenir à leur superficie.

## *Précautions à employer dans les fouilles des ci-devant églises.*

Lorsque les Citoyens d'une Commune ou les agens d'une Commission auront arrêté de fouiller les terres qui forment le sol d'une église, à dessein d'en extraire le salpêtre qu'elles peuvent renfermer, ils ne commenceront ce travail qu'après avoir pris les précautions suivantes.

Pour s'assurer si la terre qui forme le sol de ces édifices , est salpêtrée ou non , on levera avec circonspection , sur différens points , quelques pavés ou une dalle de moyenne grandeur , et l'on prendra une quantité de terre suffisante pour la soumettre aux différens moyens d'épreuves usités . et aujourdhui généralement connus dans la République.

Comme, de quelque nature que soit le sol sur lequel le pavé pose, il peut masquer une moffète qui souvent, pour s'exhaler, n'attend qu'une issue et un fluide pour en opérer la dissolution et même l'annihilation, on aura attention que le dépavement, dans les lieux suspectés, s'exécute avec précaution; c'est-à-dire, qu'au moment où un ouvrier ébranlera une dalle, un autre introduise, dans les joints et par dessous, du lait de chaux.

Il arrive souvent que la partie inférieure des murs est très-humide et méphitisée au point d'exhaler des vapeurs dangereuses; dans ce cas, on doit laver cette partie avec de l'eau de chaux. A cet effet, il sera deposé une certaine quantité de chaux vive dans un des angles de l'édifice, et l'on y placera deux grands baquets qui seront constamment remplis d'eau; l'usage en sera indiqué ci-après.

Si les essais préliminaires sont en faveur de l'exploitation, on établira dans toutes les parties de l'édifice un grand courant d'air, en tenant ouvertes, jour et nuit, la grande porte et les petites collatérales ; on ouvrira aussi quelques vitraux à gauche et à droite, et sur-tout dans le fond du chœur. On levera alors les pavés ou dalles dans toute l'étendue du sol ; et pour ne pas gêner les travailleurs, on les portera hors de l'enceinte de l'église.

Le terrein ainsi à nu, pouvant recéler des vapeurs méphitiques que le pavé auroit retenues, il conviendra de répéter à plusieurs reprises le procédé de *Guitton*, en tenant l'édifice fermé pendant cette opération ; ensuite on laissera tout ouvert l'espace de deux ou trois décades, pour expulser au dehors toutes les combinaisons aériformes qui auroient pu se former par l'intermède du gaz muriatique, donner un libre accès à la circulation de l'air, et laisser le tems au salpêtre rangé parmi les sels qu'on appelle *grimpans*, de gagner la surface, et de déméphitiser même le sol par cette opération naturelle.

Dans cet intervalle on profitera de la suspension des travaux pour recommencer les essais d'usage sur des portions de terre prises dans différentes places du sol, et déterminer avec précision quelle sera l'épaisseur de la couche de terre salpétrée qu'on pourra exploiter sans rencontrer de cadavres, et par conséquent sans danger pour les travailleurs.

On prendra aussi tous les renseignemens nécessaires pour s'assurer du nombre des morts qui, année commune, étoient enterrés dans la ci-devant église, ainsi que de l'époque où l'on a cessé d'y faire des inhumations; on s'informera auprès des fossoyeurs de la profondeur qu'ils donnoient ordinairement aux fosses, soit pour les adultes, soit pour les enfans, et dans quelles parties de l'édifice se faisoient le plus ordinairement les sépultures. A la vérité, ces indications ne pourront donner que des notions générales ; car il n'est guères possible de déterminer précisément le tems nécessaire pour la décomposition des cadavres ; leur conservation plus ou moins prolongée tenant, comme on sait, aux circonstances dépendantes de l'âge, de la constitution et de la cause de la mort des sujets, ainsi que de la nature et de l'exposition du sol qui a reçu leurs dépouilles.

Toutes ces dispositions faites, et les trois décades expirées, on pourra commencer la fouille; et s'il a été convenu qu'on n'enleveroit qu'un ou deux pieds de terre, on donnera à tous les ouvriers un petit bâton long de 12 pouces, qui deviendra entre leurs mains une espèce de jauge qu'ils ne devront jamais outrepasser.

La terre, ameublie par l'action des pioches, sera successivement transportée à l'endroit destiné à en faire la lessive. Les ouvriers, rangés sur une même ligne, travailleront de front, et dans le cas où ils rencontreroient quelques débris de cadavres non consommés, ou quelque cercueil qui, à la profondeur d'un pied, ne pourroit être que celui d'un enfant, ils appelleront le chef de l'atelier, lequel, ayant pris connoissance du fait, aura soin de répandre largement du lait de chaux sur l'endroit qu'il fera re-

couvrir de deux pieds de terre. Cette élé-
vation indiquera qu'il ne faut plus fouiller
à cette place.

Si cependant l'on rencontroit la superficie
d'un grand cercueil, il faudroit n'en appro-
cher qu'avec la plus grande circonspection,
dans l'incertitude si le cadavre est, ou non,
détruit, et, dans tous les cas, mettre en expansion l'acide muriatique au milieu même
des assistans, et remplir, autant qu'il sera
possible, de lait de chaux la capacité du
cercueil, ce qui se fera au moyen d'un trou
de deux ou trois pouces de diamètre pra-
tiqué à la partie supérieure. On recouvrira
le tout de deux pieds de terre au moins,
ainsi qu'il a déjà été dit.

Les Agens de la Commission des Salpêtres pourvoiront à ce que la terre prise
journellement sur le sol que l'on exploite,
soit remplacée par une égale quantité lavée
et égouttée qu'on rapportera de l'atelier des
lessivages. Les Autorités constituées invi-
teront les Physiciens et Chymistes, s'il en est
dans leur Commune, à surveiller chaque jour

le travail des fouilles , et sur-tout à répéter eux-mêmes le procédé de *Guitton* et l'affusion du lait de chaux toutes les fois que se présentera l'occasion d'employer ces moyens destructeurs des miasmes putrides.

## Du lait de Chaux.

On sait que la chaux a la propriété d'absorber et d'éteindre subitement les émanations méphitiques, au point que les cadavres qui, de leur tombe, infectoient au loin l'atmosphère environnante , en ont été retirés inodores après que cette tombe eut été inondée de lait de chaux. Elle a donc le double avantage d'accélérer la destruction des cadavres , et de l'opérer en déterminant une décomposition sourde et insensible sans émanation.

Mais, pour produire son effet, le lait de chaux exige une sorte de profusion : il faut donc en avoir beaucoup à sa disposition.

On le prépare de la manière suivante.

On commence par éteindre la chaux dans le moins d'eau possible ; on l'étend ensuite dans la proportion de cinq sceaux d'eau sur un de chaux , et on laisse le mélange dans un des baquets avec un long bâton pour le remuer à mesure qu'on y puise.

La chaleur qui accompagne l'extinction de la chaux dans l'eau , la présente dans un état très-favorable à son action sur les matières animales , raison pour laquelle le lait de chaux , en pareille circonstance , doit , autant que faire se pourra , être employé tout récemment fait, et pendant qu'il conserve un dégré de chaleur supérieur à celui de l'atmosphère.

### Procédé de Guitton.

On dispose un fourneau garni d'une petite chaudière de fer à demi remplie de cendres, sur laquelle on pose une capsule de verre, de grès, de faïance même, chargée de neuf onces de muriate de soude (sel marin) légèrement humectée avec une demi-once au plus d'eau commune.

Le feu étant allumé et la capsule échauffée, on verse sur le sel marin quatre onces d'a-

cide sulphurique (huile de vitriol du com-
merce ). En un instant, l'acide sulphurique
agit sur le sel marin dont l'acide se met en
expansion.

On donnera plus d'utilité au procédé en
l'appliquant toutes les fois qu'il sera reconnu
que l'air d'un édifice est surchargé de miasmes
putrides, et a besoin de cet excellent purifi-
cateur. On peut l'employer sur l'endroit où se
fait la fouille, sans aucun danger pour la santé
des assistans. Lorsque l'endroit qu'on aura
à désinfecter sera peu spacieux, il suffira
de faire le tiers du mélange ci-dessus, et
même moins, et de parcourir le lieu plus
ou moins lentement, et dans tous les points,
le réchaud à la main, au moment où le gaz
se met en expansion ; par cette opération
on neutralisera les émanations putrides à
mesure qu'elles se developperont.

## Réflexions générales.

Comme dans tous les tems la prudence
éclairée a voulu que les fosses d'inhumation
eussent au moins une profondeur de quatre
pieds, et que tout ce qui peut être salpêtré

descend rarement aussi bas, il s'ensuit que les fouilles nécessaires pour extraire ce que les terres contiennent de salpêtre, doivent toujours être bornées à deux pieds au plus au-dessous du niveau du sol, après avoir pris toutes les mesures capables d'en asurer le succès.

Ceux qui sont chargés de veiller à la sûreté publique et à la conservation des citoyens, ne doivent pas perdre de vue non plus, que c'est au printems, en automne et en hiver qu'il convient plus particulièrement de s'occuper des fouilles de ce genre ; car le méphitisme n'est jamais plus exalté que dans la saison chaude, et sur-tout aux heures du jour où la chaleur a le plus d'intensité.

Loin donc que les fouilles, faites avec les précautions indiquées dans ce Rapport, puissent donner lieu à des événemens fâcheux, elles concourront au contraire, en déméphitisant la surface du sol, à ne plus laisser dans la plupart de nos anciens temples, quelle qu'en soit la destination à venir, ces restes de foyers de corruption qui pourroient continuer d'agir d'une manière plus ou moins vive sur les individus exposés à leurs émanations ; et à prouver, d'une manière incontestable, que, moyennant quelques soins et des précautions, les ouvriers chargés de ce travail pourront s'y livrer sans danger.

Puissent ces conseils, si faciles à être mis en pratique, rassurer les habitans des Communes, contre les craintes que les exhumations ont inspirées jusqu'à présent.

En indiquant les moyens de favoriser ces opérations, le Conseil de Santé a la consolante perspective de contribuer à désabuser le peuple d'un préjugé, et à soustraire de la somme des maux qui affligent l'humanité, la crainte souvent plus funeste que les maux réels.

Fait au Conseil de Santé, à Paris le 11 Germinal, troisième année de la République Française, une et indivisible.

*Les Membres du Conseil de Santé*, Bécu, Coste, Lepreux, Lorentz, Sabatier, Heurteloup, Saucerotte, Villar, Rufin, Bayen, Parmentier, Hego, Pelletier. Pinel, Vauquelin, Secrétaires.